CONTRIBUTION A L'ÉTUDE

DES

LÉSIONS SYPHILITIQUES

DES

ARTÈRES CÉRÉBRALES

PAR

François RABOT,

Docteur en médecine de la Faculté de Paris,
Ex-interne des hôpitaux de Lyon.

PARIS

ADRIEN DELAHAYE, LIBRAIRE-ÉDITEUR

Place de l'Ecole-de-Médecine.

1875

CONTRIBUTION A L'ÉTUDE

DES

LÉSIONS SYPHILITIQUES

DES

ARTÈRES CÉRÉBRALES

PAR

François RABOT,

Docteur en médecine de la Faculté de Paris,
Ex-interne des hôpitaux de Lyon.

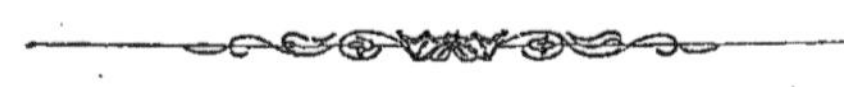

PARIS

ADRIEN DELAHAYE, LIBRAIRE-ÉDITEUR

Place de l'Ecole-de-Médecine.

—

1875

AVANT-PROPOS.

Depuis quelques années, les observateurs anglais et allemands ont dirigé leur investigation sur les lésions des artères que pouvait produire la syphilis. Ce sujet a attiré notre attention et nous avons cherché à en faire le texte de notre thèse inaugurale. Nous n'avons pas la prétention d'avoir résolu cette difficile question, nous faisons simplement connaître l'état de la science sur ce sujet.

Nous remercions MM. Charcot et Lancereaux, pour la bonté avec laquelle ils nous ont accueilli et pour tous les bons conseils qu'ils nous ont donnés.

Qu'il nous soit permis de remercier tout spécialement M. le Dr Jullien, dont le savoir en pareille matière est bien connu.

Nous prions MM. les Drs Dupuy, Morice et Picard, qui nous ont été d'un si grand secours dans nos recherches bibliographiques, de vouloir bien accepter le témoignage de notre gratitude.

Nous sommes heureux de pouvoir donner ici à M. le Dr Gangolphe, praticien aussi savant que modeste, un témoignage public de notre reconnaissance pour tous les bons conseils qu'il n'a jamais cessé de nous donner pendant le courant de nos études.

ac Veneri frequenter indulgens, ex qua postrema pluries contraxit luis stigmata, quæ fere incusata suis confisus viribus imprudentissime contempsit. Tandem cum vanis animi pathematibus augeretur, clavicula sinistra dolere, desin elevari cœpit, postremo sub eadem pulsatio emersit, qui quidem dolor ad humerum, et collum extendebatur. Post mentem accessitus chirurgus D. Johannes Castigliani partem diligenter observans a vestigio hæsitavit de anevrysmate arteriæ subclaviæ. Res delata est ad medicum, qui nulla habita syphillidis ratione purgat, et sanguinem mittit, non modo incassum, sed cum detrimento. Denique æger pallidus, anhelosus, et animo defectus meam opem implorat. Ipse affectum locum, et modum, quo morbus a gallico dolore incœpit sedulo perpendens, non dubitari, quin hæc Anevrysma esset soboles corrodentis gallici : quod, cum intercipitur intra texturam ossium, cartilaginum, ac membranarum quibus arteria a liqua incumbit, ac potissimum intra plexus nervosos, quibus eadem in angulum flexa alligari solet : arterio primum compressa constringitur : dein etiam stillicidis liquoris acris, quo passim membranorum ligamenta, atque ossa erodi videmus, corrumpitur atque exceditur, etc.

Pour Lancisi, il n'y a pas à en douter, c'est Vénus ou la vérole qui est seule coupable. Le malade, traité par le mercure et ces magnifiques préparations dont nous avons perdu le secret aujourd'hui, fut parfaitement guéri. La thérapeutique et la guérison qui suivit donnent raison à Lancisi. Cinq ans après il n'y avait pas eu de récidive.

La seconde, dont l'acteur est un joueur de violon,

présente à peu près les mêmes symptômes : ici l'anévrysme siége à droite et ne résiste pas au mercure.

Lancisi ne se contente pas de croire que la syphilis peut provoquer des lésions artérielles, il décrit même le moyen de les distinguer des lésions artérielles ordinaires.

Ce n'est pas simplement, dit-il, parce qu'un coït impur a précédé son développement ou parce que des accidents syphilitiques se sont montrés sur d'autres parties du corps que l'on peut reconnaître qu'un anévrysme est de nature syphilitique, mais par la façon dont a débuté l'anévrysme. Dans ce cas, les pulsations ne se montrent pas d'emblée. Elle n'apparaîtront que plus tard, lorsque la tumeur, qui a comprimé l'artère, ayant occasionné par la suppuration, l'amincissement et la dilatation des parois artérielles, y fera naître des pulsations anévrysmatiques.

« Arteriam magnam veluti ulcerosam et corrosam, « variisque pustulis scatentem sæpe observari in cada- « veribus eorum præsertim qui syphilide laborabant, « et ad anevrysma aortæ, vel ad pectoris hydropem « sunt dispositi, » dit Morgagni (1), citant Plancus, avec lequel il est tout à fait en communauté d'idées.

Astruc, dans son *De morbo vener.* (lib. IV, chap. 3, paragr. 9), s'occupe des affections nerveuses syphilitiques, et, après avoir reconnu qu'elles sont souvent occasionnées par des tumeurs du crâne ou des méninges, ajoute : « Hæmostasia, seu sanguinis stagna- « tione et hærentia, sive fiat sola sanguinis spissitu- « dine, vel a recensitis obicibus sanguinis fluxum retar- « dantibus, etc. »

(1) Epist. anat.-medic., XXXVII, art. 30.

Les élèves et successeurs de Morgagni, ceux-là mêmes qui se sont le plus occupés des affections vénériennes, ne nous ont pas laissé une observation relative à la syphilis des artères, c'est à peine si l'on en trouve quelques mots dans leurs écrits : ils semblent toutefois l'admettre sans chercher cependant à en donner des preuves convaincantes.

Enfin, en 1847, M. Virchow faisait connaître une observation d'oblitération de la carotide interne gauche, déterminant chez un homme âgé de 35 ans, une cécité rapide. L'autopsie démontra une infiltration caséeuse de la dure-mère avec atrophie des nerfs optiques (1).

A partir de cette époque, les observations deviennent plus nombreuses, plus précises. Dettrich (1849), Goldemeester (1854), Esmarck (1857), Stemberg (1860), nous fournissent de nombreux faits. Pour eux, il n'y a pas à en douter, la lésion est de source syphilitique. Ce n'est plus simplement par la gomme qu'est déterminé le ramollissement : dans la vérole comme dans les cas ordinaires, la nécrobiose cérébrale reconnaît pour cause une affection des artères, soit l'endartérite, soit la thrombose.

En 1863, M. le Dr Wilks, dans le *Guy's Hospital Rep.*, passant en revue les différents accidents de la syphilis, traite, dans un chapitre spécial, des lésions des vaisseaux; il s'arrête surtout sur les altérations que présentent les artères cérébrales et les artères du placenta; il décrit ces lésions et à propos du système circulatoire cérébral, apporte, comme preuve à l'appui du fait qu'il avance, une observation que nous trouvons plus loin (obs. II).

(1) Gesammelte Abhandl, p. 414.

Stemberg rapporte un fait semblable. Weber et Virchow décrivent aussi de pareilles altérations. Dans le cas de Virchow, c'est l'aorte qui est le siége de la lésion. Dans son Traité de la syphilis constitutionnelle, cet auteur consacre un chapitre à ce sujet.

« In die Syphilis der Circulations organe Dissert. « Berlin, 1868. » Müller rapporte cinq observations de ramollissement par lésions artérielles, ne reconnaissant pas d'autre cause que la syphilis.

De 1868 à 1874, nous voyons, en Angleterre, MM. Moxon, Wilks, Lawson Tarl, Broadbent, Russel, faire de nombreuses publications sur ce sujet. M. J. Hughlings Jackson dirige ses investigations du même côté : dans le cinquième volume de *London Hospital Reports*, il s'occupe tout particulièrement de l'importance des lésions vasculaires d'origine syphilitique; il reprend cette étude en 1874, dans le *Journal of mental Sciences, July, two cases of intracranial syphilis*, ainsi qu'en janvier 1875, *in loco citato, nervous symptoms in cases of congenital syphilis*. Dans ce dernier article, il montre des enfants entachés de syphilis héréditaires, pris d'hémiplégie due à une thrombose.

Il nous reste encore à citer, en Angleterre, MM. Buzzard, Georges Johnson (2) et le Dr Ernest Brankel (3), qui donne 20 observations d'altération placentaire dans des cas d'avortement dû à la syphilis.

En 1875, MM. Wilks et Moxon s'arrêtent un instant sur l'artérite syphilitique dans leur Traité d'anatomie

(1) Lectures on syphilitic affections of the nervous system.
(2) Diseases of Kidneys.
(3) Arch. für Gynækol., Band v. Heft.

pathologique. Voici dans quels termes ils en parlent (1) :

Plusieurs observateurs, surtout parmi les médecins de l'armée, admettent que la syphilis est une cause fréquente des maladies de l'aorte. Toutefois la description qu'ils en donnent ne peut nullement servir à distinguer cet état inflammatoire de l'aorte, des cas décrits plus haut, et nous n'avons pu établir de différence entre ces cas et ceux occasionnés par la syphilis. Il y a même cela de remarquable, d'après ces auteurs, c'est que cela ne s'est jamais présenté chez les prostituées ou les femmes atteintes de syphilis.

Nous avons rencontré des exemples vraiment caractéristiques d'inflammation gommeuse des petites artères, surtout de celles du cerveau. D' Hughlings Jackson a porté toute son attention sur ce sujet. Il a trouvé un épaississement jaunâtre des vaisseaux affectés; il existait plusieurs fois dans l'artère basilaire, surtout sur sa tunique externe. C'est ce qui donnait lieu au ramollissement du cerveau.

En Allemagne (1874), M. le D' Heubner a fait paraître une monographie sur les lésions syphilitiques des artères (2). Nous ne saurions assez faire l'éloge de cet ouvrage, un peu nuageux sans doute, qui a le mérite d'avoir réuni 50 observations empruntées à tous les pays. Nous serions injustes si nous n'appelions pas toute l'attention sur ce travail, qui nous a été d'une si grande utilité et auquel nous avons fait de nombreux emprunts. Depuis plusieurs années, M. Heubner s'était occupé de cette question et avait fait de nombreuses communications. Outre les lésions syphilitiques qui y

(1) Lectures on pathological anatomy, p. 47, 2° édit.

sont décrites, il renferme une étude très-intéressante sur la circulation cérébrale. Cette dernière partie, dont nous n'avons pas à nous occuper, a du reste été traitée en France, à la même époque, et l'auteur français, M. Duret, est arrivé à peu près aux mêmes conclusions.

Si nous n'avons pas encore dit un mot des auteurs français, c'est que nous avons voulu nous en occuper d'une façon toute spéciale. Quel que soit le Traité de la syphilis auquel on s'adresse, on est sûr d'y rencontrer un chapitre spécial aux affections nerveuses : tous parlent de l'hémorrhagie cérébrale et du ramollissement, mais les observations y sont très-rares.

Dans les affections nerveuses syphilitiques de Zambaco, il est bien question de l'état du sang qui, d'après cet auteur, présente une augmentation de fibrine et une diminution des globules, mais pas un mot sur le système circulatoire.

Dans le même sujet, traité plus tard par MM. Legros et Lancereaux, il est bien question des affections artérielles, mais ces auteurs en parlent d'une façon très-vague.

M. Rollet, dans son Traité des maladies vénériennes, parle des hémorrhagies cérébrales, mais il ne dit nulle part que le ramollissement puisse provenir d'artérite syphilitique.

M. Langlebert n'en dit pas un mot.

Dans *Préservation de la syphilis* de Troncin, se trouve une observation de Bœhr, relative à un jeune homme affecté d'hémiplégie, guéri par le mercure. Cette hémiplégie est attribuée à une extravasation sanguine.

Ricord et Bertherand admettent tous deux l'influence

de la diathèse sur les artères. C'est aussi l'opinion de
M. Richet. M. Goguenheim croit aussi à la possibilité
de la chose. Il est cependant un auteur bien connu
aujourd'hui par ses travaux sur la syphilis et sur l'anatomie pathologique, M. Lancereaux, qui a attiré plusieurs fois l'attention sur ce sujet intéressant. Dans sa
thèse inaugurale, il admettait l'influence de la diathèse
syphilitique sur les artères cérébrales. Dans son atlas
d'anatomie pathologique, il montre le rapport qui
existe entre la syphilis et certaines lésions valvulaires.
Dans son Traité de la syphilis, il consacre un chapitre
spécial à la syphilis des artères. Il admet deux sortes
de lésions, l'une circonscrite, l'autre diffuse. En 1873,
dans une publication insérée aux *Archives de médecine*,
il reprend encore ce sujet. Aujourd'hui, cet auteur a
un peu changé sa façon de voir; pour lui, la syphilis
identique avec elle-même, ne donnerait jamais lieu à
des altérations diffuses, mais toujours à des lésions
circonscrites. Ce qui est du reste conforme à la vérité.

Nous le prions de vouloir bien recevoir ici l'expres-
sion de notre reconnaissance, pour la bienveillance
avec laquelle il nous a accueilli et l'intérêt qu'il a bien
voulu porter à notre travail.

Dans son cours du 9 juin 1875, M. Charcot a enfin
apporté un nouveau jour sur cette question. Dans notre
chapitre relatif à l'anatomie pathologique, nous faisons connaître la manière dont ce savant professeur
envisage la question de l'endardérite syphilitique. Qu'il
nous soit permis de le remercier encore une fois.

M. le Dr Fournier, dont l'autorité est bien connue
en matière de syphilis, a cité, dans son Traité clinique
de la syphilis chez la femme, des altérations vasculaires;

toutefois, dans cet ouvrage, il ne décrit pas ces lésions, il insiste surtout sur des modifications obtenues dans les tracés sphygmographiques : modifications qui, selon nous, appartiendraient bien plus au système nerveux qu'au système vasculaire. Dans son cours du 10 juin 1875, il a cité un cas de mort au bout de trois jours, survenu chez une jeune femme, à l'autopsie de laquelle on avait trouvé des altérations du tronc basilaire oblitéré. Ce savant observateur croit que la syphilis tertiaire peut donner lieu à des productions gommeuses dans les tuniques artérielles et amener la périartérite et même l'endartérite cérébrales (1).

ANATOMIQUE PATHOLOGIQUE.

Nous avons cherché à connaître à peu près toutes les observations qui ont été publiées sur ce sujet. Si nous ne les donnons pas toutes, c'est que cela eût été trop long; n'en présenter qu'un résumé succinct eût permis à nos adversaires de suspecter notre bonne foi.

Lorsqu'on se reporte aux observations publiées tant en Angleterre qu'en Allemagne on est surpris de voir, considérées comme lésions syphilitiques, des lésions ne présentant absolument rien de caractéristique. Ce sont des dégénérescences graisseuses, de l'athérome, des anévrysmes. On serait presque tenté de demander si la syphilis met à l'abri des affections communes à la race humaine. Qu'un syphilitique âgé de quarante ans ait de l'athérome, qu'y a-t-il d'étonnant à cela; n'est-ce pas l'apanage de l'âge mûr. N'est-on pas en droit de dire

(1) Communication orale.

plutôt que l'on a trouvé de l'athérome chez un syphilitique. N'en est-il pas de même pour l'anévrysme.

Une lésion très-souvent citée est la dégénérescence des artères par suite des lésions de voisinage. Une tumeur comprime un vaisseau, l'altère, amène son oblitération et comme conséquence produit le ramollissement cérébral : quoi de plus naturel ; est-ce que le même fait ne se présenterait pas chez un homme vierge de syphilis. Ce n'est pas une lésion primitive de l'artère, c'est une simple lésion de voisinage. Admettre des lésions syphilitiques des artères, c'est reconnaître dans leur anatomie pathologique des caractères spéciaux, des caractères histologiques ou même macroscopiques ne permettant pas de les confondre avec d'autres lésions. Nous l'avons déjà dit, un syphilitique est parfaitement à même d'avoir toutes les lésions que possède un homme vierge de vérole.

Il est cependant un genre de lésions propres à cette affection et qui se rencontrent avec une assez grande fréquence, nous voulons parler de la gomme.

Si l'on se reporte à l'observation II de M. Wilks, nous voyons les artères vertébrales, carotide interne, surtout leurs branches renfermer dans leurs tuniques de petits grains durs, ronds, faisant saillie soit à l'intérieur, soit à l'extérieur du vaisseau et diminuant ainsi son calibre. L'auteur insiste particulièrement sur ce fait que ces grains ne doivent pas être confondus avec des plaques d'athérome. Pour lui cela ne fait pas un doute, il s'agit là de productions gommeuses. Dans leur traité d'anatomie pathologique. MM. Wilks et Moxon adoptent encore cette manière de voir. M. Hughlings Jackson dont ils invoquent l'autorité est aussi de cet avis. Ces gommes artérielles présentent les caractères de toutes les gommes ; elles sont dures, pas très-nettement découpées. L'examen histologique nous montre au milieu d'une substance intercellulaire peu épaissie, granuleuse, parfois fibrillaire, de petites cellules arrondies, à noyaux uniques et assez gros, granulés, ayant de petits nucléoles brillants.

La ressemblance que le tubercule affecte avec la gomme fait immédiatement surgir cette objection. N'a-t-on pas pris pour des tumeurs gommeuses artérielles de simples tubercules. Si l'examen histologique ne peut trancher nettement la question, il y a là une question de siége qui plaide manifestement en faveur de la syphilis. Il est très-rare de trouver le tubercule dans les tuniques mêmes des artères, c'est surtout autour ou dans le tissu de la tunique adventice qu'il se développe. Les tubercules se réunissent d'ordinaire pour donner lieu à des tumeurs parfois volumineuses. Là, au contraire, nous ne voyons que quelques grains isolés, éloignés les uns des autres, n'ayant aucune tendance à se rapprocher et à se réunir. Il est enfin une dernière question à se poser : est-il fréquent de voir survenir des tubercules du cerveau à l'âge de trente ans et au-dessus ; ce genre de lésion n'appartient-il pas plutôt à l'enfance ? Et enfin chez un sujet qui ne compte pas de tuberculeux ni dans ses ascendants, ni dans ses collatéraux, chez un sujet qui s'est toujours bien porté, nous préférerions admettre l'existence de tubercules, alors que ce sujet affecté de syphilis depuis quelques années a tout ce qu'il faut pour voir survenir dans son organisme des productions dépendant de son état diathésique. Et pourquoi enfin la syphilis qui donne naissance à des productions gommeuses dans tous les tissus, épargnerait-elle le système vasculaire.

Un fait digne de remarque c'est que le système artériel cérébral seul est presque exclusivement le siége de ces productions gommeuses. Nous n'avons pas trouvé, dans toutes nos recherches, une seule observation dans laquelle on eût noté des productions gommeuses affectant un autre département du système artériel. C'est en outre une des lésions les plus fréquentes.

Nous ne chercherons pas à décrire quel est le résultat de la présence des productions gommeuses, il est facile de le prévoir.

Existe-t-il une artérite syphilitique? Rien n'a été jugé plus diversement que cette question. Les auteurs qui ont admis l'inflammation des artères n'ont toutefois pas été d'accord sur le point de départ et sur le siége de cette inflammation. Pour les uns, il existe réellement de l'endartérite (Heubner) pour d'autres, au contraire, et c'est le plus grand nombre, il n'existerait que de la périartérite.

Les partisans tant de la périartérite que de l'endartérite offrent pour défendre leur opinion un raisonnement bien plus spécieux que solide.

Il y aurait d'abord une question de siége. Si l'on se reporte à l'étude faite par Rokitansky sur le siége de l'endartérite, on trouve par ordre de fréquence : aorte descendante, crosse de l'aorte, aorte abdominale, thoracique, splénique, crurale, iliaque interne, coronaire, carotide interne, vertébrale, utérine, brachiale, sous-clavière, spermatique, carotide primitive, hypogastrique. Eh bien, disent les partisans de l'endartérite syphilitique, en est-il de même dans le cas présent? Est-ce ainsi que les choses se passent? N'est-ce pas toujours le système artériel cérébral qui est affecté? Et chez des sujets syphilitiques présentant une altération de ce système, l'on ne trouve absolument rien de semblable dans les autres artères quel que soit le soin avec lequel on les recherche soit sur les artères du tronc ou des membres. Il y aurait en outre une question d'âge.

Il est possible que cela soit, mais la démonstration n'en a pas encore été donnée. A-t-on à l'heure présente réuni assez de cas d'endartérite chez des jeunes sujets affectés de syphilis pour pouvoir dire aujourd'hui que la proportion est bien plus grande chez ces derniers que chez les autres? ce n'est pas sur deux ou trois observations que l'on peut se baser pour admettre un fait scientifique. Il n'est pas du reste absolument rare de voir survenir de l'endartérite chez des sujets vierges de syphilis. Que l'on compare un nombre donné de jeunes syphilitiques, et le même nombre d'adultes ne l'étant pas, que les pièces en main on montre que la lésion est plus fréquente chez les premiers que chez les seconds, et alors il sera possible d'admettre l'endartérite syphilitique. Mais tant que l'on aura que le peu de faits publiés aujourd'hui l'on est en droit de rejeter cette opinion.

Voici du reste ce qu'en disent MM. Witks et Moxon dans leur traité d'anatomie pathologique. « Plusieurs observateurs, surtout parmi les chirurgiens militaires, avaient admis que la syphilis est une cause fréquente des maladies de l'aorte. Toutefois la description qu'ils en ont donnée ne peut nullement servir à distinguer ces cas d'inflammation de l'aorte de cause syphilitique, des cas ordinaires. Nous n'avons pu réussir à séparer ces

Rabot.

2

cas de ceux fournis par la syphilis. Il est à remarquer que cela ne s'est jamais présenté chez des prostituées ou chez les femmes atteintes de syphilis. »

Nous le voyons, les partisans de l'endartérite chronique n'ont plus ici la même facilité pour défendre leur opinion. Ils ne peuvent pas invoquer la question de siége puisque chez eux c'est l'aorte qui est malade. Quant à la question de sexe, nous ne pensons pas qu'on puisse y songer. Une affection artérielle, reconnaissant la même cause, qui ne serait pas admise chez la femme, tandis qu'elle serait presque la règle chez l'homme, cela n'a pas même le sens commun.

Quant à la périartérite nous ne connaissons absolument qu'un seul fait aujourd'hui qui puisse plaider en sa faveur. Nous allons mettre sous les yeux du lecteur une observation due aux bons soins de M. le professeur Charcot. M. Pitre, interne des hôpitaux, qui l'a recueillie, y a joint une note sur la description micrographique, nous la reproduisons ici tout entière.

A l'autopsie la femme J..., morte dans le service de M. le Dr Trélat à la Salpêtrière, à la suite d'accidents lypémaniaques qui avaient amené une démence très-rapide, on trouva des lésions des artères du cerveau qui doivent peut-être être rattachées à la syphilis.

Cette malade était âgée d'une trentaine d'années et portait sur diverses parties du tégument externe, des cicatrices de syphilides ulcéreuses. L'observation clinique n'a malheureusement pas été recueillie.

A l'ouverture du crâne on trouva la dure-mère saine. La pie-mère était congestionnée. Les circonvolutions ne présentaient pas de lésions appréciables. L'étage inférieur des deux pédoncules cérébraux était ramolli. Les couches optiques et les corps striés présentaient également un ramollissement très-marqué de leur substance.

Les artères de la base étaient profondément altérées. Le tronc basilaire présentait une coloration blanchâtre; ses parois étaient épaissies. A la coupe, il était facile de s'assurer que la coloration blanchâtre des parois artérielles n'était pas le résultat de dépôts athéromateux. En effet, leur tissu était mou, élastique, la tunique interne était lisse et l'épaississement paraissait presque exclusivement sur la tunique externe de l'artère. Le tronc de l'artère sylvienne gauche présentait à son origine une nodosité du volume d'un haricot, blanchâtre, de forme irrégulière, paraissant aussi siéger dans la tunique externe. Sur un grand nombre de petites branches du tronc basilaire et des artères sylviennes se trouvait des nodosités tout à fait analogues à la précédente, généralement fusiformes, d'une longueur de 0,01 et 2 à 3 millimètres de diamètre. Ces nodosités étaient plus nombreuses dans les branches artérielles plongeant dans les masses centrales du cerveau, que dans les rameaux destinés aux méninges. A leur niveau le calibre des artères était considérablement rétréci, quelquefois même totalement oblitéré. Par leur surface externe elles adhéraient à la substance cérébrale voisine dont elles entraînaient des fragments assez volumineux, quand on cherchait à les arracher.

L'examen microscopique de ces nodosités a montré qu'elles étaient le résultat d'une artérite aiguë, avec épaississement de la tunique interne et prolifération très-active des éléments conjonctifs dans les tuniques moyenne et interne. Sur des coupes du tronc basilaire on constate très-nettement un épaississement considérable de la tunique interne. Le néo-tissu est formé par des cellules fusiformes ou ramifiées plongeant au milieu d'une substance intermédiaire finement fibrillaire. La tunique élastique interne est conservée intacte. La couche musculaire est infiltrée de cellules embryonnaires, arrondies et sillonnées par de nombreux capillaires gorgés de sang. La tunique externe est également infiltrée par un nombre considérable de jeunes cellules rondes, groupées quelquefois en séries linéaires le long des espaces plasmatiques, formant d'autres fois des amas globuleux d'un volume assez considérable. Les vasa-vasorum sont fortement dilatés et gorgés de sang. Plusieurs sont entourés d'une couronne de cellules embryonnaires rappelant alors tout à fait les apparences que l'on observe autour des vaisseaux de la peau dans l'érysipèle. La lumière du tronc basilaire est un peu diminuée; elle ne contient pas de coagulation sanguine.

Les nodosités des petites branches artérielles sont constituées anatomiquement par des altérations tout à fait analogues à celles du tronc basilaire. Il convient de noter seulement que sur plusieurs coupes, le canal de l'artère correspondante est complètement oblitéré par la prolifération de la tunique interne.

Les autres organes ne présentaient pas d'altérations notables. Les poumons, légèrement congestionnés, ne renfermaient pas de tubercules. La rate, les reins, paraissaient sains. Le cœur était légèrement hypertrophié et sur une des valves de la valvule mitrale on trouvait dans une étendue de 1 centimètre carré des dépôts fibrineux irréguliers.

Voilà un fait isolé qui se rapproche considérablement de ce qui a été décrit dans le Dictionnaire encyclopédique des sciences médicales à l'article *Périartérite noueuse.* Si l'observation permettait de rencontrer souvent chez des syphilitiques des altérations pareilles, peut-être serait-on en droit d'admettre la périartérite syphilitique.

Ce n'est du reste qu'avec la plus grande réserve que M. le professeur Charcot parle de cette question. Le savant anatomo-pathologiste ne veut nullement se prononcer, il attend avec raison qu'un plus grand nombre de faits soient venus décider du sort de la périartérite.

En résumé, les lésions artérielles produites par la syphilis sont à l'heure présente la gomme : la périartérite laisse quelques doutes ; quant à l'endartérite on ne peut y songer.

OBSERVATION I. (Extraite du Bristish medical journal, mars 1874, communication faite par M. le Dr H. Broadbent.) — Hémiplégie gauche affectant surtout la face et les extrémités supérieures. Attaque convulsive suivie de manie ; perte particulière de l'usage intelligent des mains, sans diminution de force ; affection syphilitique des artères ; thrombose de l'artère cérébrale moyenne droite ; ramollissement des circonvolutions de l'extrémité de la scissure de Sylvius, etc.

Emma (L.) 30 ans, couturière, est admise, par mes soins, à l'hôpital Sainte-Marie pour une hémiplégie partielle gauche. Elle s'est mariée il y a quatre ans et depuis ce moment a eu cinq fausses couches à six mois. Son mari avait été affecté de plaques muqueuses à la langue et de psoriasis plantaire syphilitique dix-huit mois avant son mariage. Elle s'était toujours bien portée, et n'était tombée malade que deux jours avant son entrée à l'hôpital ; à ce moment elle avait complètement perdu l'usage du bras gauche. Les premières contractures des doigts se montrèrent au bout de cinq minutes ; puis le membre tomba paralysé, devint froid et insensible ; pendant un jour elle perdit l'usage de la parole : jamais elle ne l'a parfaitement recouvrée ; pas de perte de connaissance. Rien du côté des membres inférieurs ; elle se mit à marcher dans sa chambre une demi-heure après l'attaque. Depuis son admission, la main est restée fermée ; lorsqu'elle s'en aperçut pour la première fois, elle pouvait remuer librement le bras, et bientôt après la main. La langue ne pouvait se mouvoir qu'avec difficulté et était très-déviée à gauche. L'articulation était un peu indistincte. Torsion très-manifeste de la face à droite, surtout lorsqu'elle parlait ou riait. Les deux yeux étaient clignotants et volontairement fermés ; le gauche était incapable de se mouvoir. Il n'y avait pas de perte de sensibilité ni d'altération de l'intelligence ; elle était très-facile à émouvoir. Les pupilles étaient égales. La vue bonne ; l'aspect des yeux n'offrait rien de particulier. Légère céphalalgie sus-orbitaire. Rougeur particulière, taches éruptives sur la face, surtout au front, qui seraient d'après la malade, postérieures à l'attaque. Rien au cœur ; la pointe bat un peu plus en dehors qu'à l'état normal ; les deux bruits étaient brefs et bien frappés ; le second un peu fort se propageait dans les vaisseaux du cou. 80 pulsations ; pouls ferme et lent ; les fonctions digestives sont régulières ; l'urine est normale. Elle prend de l'iodure de potassium à doses croissantes à partir de vingt grains en trois fois. Promptement rétablie, elle quitte l'hôpital le 24 avril, après un séjour d'environ quatre semaines, guérie en apparence.

Elle revint cependant le 3 mai avec de grandes douleurs et du gonflement de la face, dû à une tumeur de la mâchoire supérieure gauche. La paralysie était revenue, mais à un moindre degré et était plus marquée à la face et à la langue que dans le bras ; l'éruption était aussi revenue. L'émotilité était aussi grande qu'auparavant, pleurant dès qu'on lui parlait et se plaignant de sa céphalalgie : 80 pulsations ; pouls dur ; temp. 98,3 F. ; l'iodure est administré de nouveau, mais ses effets ne devinrent satisfaisants que le 24 mai, où elle accoucha d'un fœtus d'environ six mois ;

elle se rétablit alors promptement et quitta une seconde fois l'hôpital, le 12 juin. Il restait encore quelques traces de paralysie peu
sensibles de la face et de la langue. Rien du côté des yeux. Il était
à remarquer, et nous n'y avons pas alors accordé toute l'importance nécessaire, que bien qu'ayant repris l'usage de sa main, elle
était dans l'impossibilité de coudre; et chose extraordinaire, ses
mouvements étaient semblables à ceux des enfants; cette irrégu-
larité n'avait aucune relation avec la diminution de la force. Elle
continua à prendre l'iodure de potassium. Dès que la provision
qu'on lui avait donnée à l'hôpital fut épuisée, elle cessa d'en
prendre et son état ne fit qu'empirer. L'hémiplégie reparut et elle
eut une attaque avec perte de connaissance momentanée. Deux
ou trois mois après avoir quitté l'hôpital et un mois avant d'y revenir elle eut par moments de violents accès de manie, qui dispa-
rurent en partie; et lors de son admission le 3 octobre, elle était
calme, mais très-impressionnable, riant et pleurant tour à tour;
son intelligence était affaiblie. Elle répondait aux questions, mais
était incapable de donner des renseignements sur son état depuis
qu'elle était en observation, elle semblait infirme et se disait *éter-
nelle*. Son hémiplégie était redevenue très-manifeste, ses jambes
étaient faibles lorsqu'elle marchait; diminution de la force du
bras. L'éruption était manifeste, elle se plaignait de céphalalgie et
avait des vomissements journaliers.

Jeudi, 5 octobre, après une grande agitation, elle a une attaque
convulsive précédée d'un grand cri; tous les membres sont raides
et violemment contracturés, mais surtout du côté gauche; la tête
était renversée en arrière, la face vultueuse, la perte de connaissance complète. Les contractures cessèrent au bout de dix minutes;
la stupeur persista une heure, la peau était recouverte d'une sueur
froide. Lorsqu'elle sortit de cet état, le bras gauche était complètement paralysé. L'agitation persista le reste de la journée, elle se
plaignait très-vivement de son mal de tête et ne peut reposer la
nuit. Le jour suivant elle marcha continuellement, allant à l'aven-
ture, reconnaissant partout chacune de ses connaissances et les dé-
signant par leur nom. Elle vomit deux ou trois fois et se mit à rire
sans interruption de dix heures du matin à six heures du soi-
Elle devint alors bruyante, emportée et très-difficile à diriger, en-
trant en fureur et criant toute la nuit. La face était grimaçante, la
langue déviée. Elle se servait de sa main gauche et faisait parfaitement mouvoir sa jambe gauche au lit, mais elle était dans l'impossibilité de marcher. La face était rouge, le front brûlant; 80 pulsa-

tions, pouls faible et bondissant; la langue était sèche et sale; constipation; elle urinait au lit et vomissait ses médicaments. Cet état dura plusieurs jours et n'était calmé que par de hautes doses de chloral et des injections de morphine. Elle parlait sans cesse et ses paroles étaient grossières et injurieuses; elle en exprimait tous ses regrets et disait que c'était tout à fait involontaire. Elle me reconnut toujours et m'appelait par mon nom, il en était de même pour les personnes qui la servaient; en ma présence elle était calme, murmurant seulement, ou riait, criait, tirait la langue, répondait aux questions et se disait mieux ordinairement. Son humeur était variable, riant un moment, pleurant l'autre; elle poussait de profonds soupirs, riait, pleurait et ronflait d'une façon particulière. Apparition à la face, au front et à la poitrine d'une éruption ayant une forme papuleuse acnéiforme. Le traitement consistait en iodure de potassium à la dose d'un drachme toutes les quatre heures. On entretenait la liberté du ventre.

Au bout de dix jours survint une salivation abondante et un grand état de prostration. L'iodure de potassium fut cessé. Amélioration et petit à petit elle devint plus tranquille. Vers le 25 octobre elle était mieux sous tous les rapports; délire nocturne pendant une heure environ; quelques selles; incontinence d'urine nocturne; pouls dur et ample; comme je l'avais craint, une nouvelle éruption se montra, je donnai l'iodure de potassium à la dose de 15 grains. Vers le 27, cependant, la faiblesse augmenta et l'incontinence d'urine fut aussi bien diurne que nocturne. L'iodure fut cessé; quoique sensées, ses réponses n'étaient pas toujours exactes; pouls petit. Du 1er au 4 novembre amélioration, appétit, soif normale, sommeil bon, réponses raisonnables et sensées aux questions qui lui étaient adressées; faiblesse évidente de l'intelligence; la miction et la défécation n'offraient rien d'anormal. Un fait assez curieux c'est qu'elle ne paraissait pas savoir se servir de ses mains; elle était absolument incapable de passer un vêtement, elle le chiffonnait lorsqu'elle essayait de le mettre; elle avertissait lorsque ses couvertures se dérangeaient, mais elle était dans l'impossibilité de les mettre en ordre, et si elle l'essayait, elle les mettait dans la plus grande confusion. Il en était de même de sa garderobe. Elle avait l'intention évidente d'y placer ou d'en sortir quelque chose et cherchait à en soulever le couvercle, mais elle ne pouvait y arriver que par hasard; elle se donnait cependant à manger. Elle se décida à revenir à l'hôpital. C'était un champ de recherches intéressantes que cet état mental. L'amendement fut de courte durée; vers le 7 novembre, elle redevint bruyante et à partir de cette époque, tant qu'elle vécut, elle resta toujours plus ou moins dans le même état, parlant à haute voix, appelant, criant, mais ayant cependant quelques égards pour les personnes qui l'entouraient, capable de se commander à elle-même pendant la visite, me reconnaissant, me nommant, disant qu'elle allait mieux, qu'elle ne souffrait plus de la tête, montrant la langue et permettant l'examen ophthalmoscopique. Si je lui rappelais qu'elle avait été bruyante et exigeante, elle le reconnaissait et en exprimait ses regrets. Incontinence des urines et des matières fécales, elle prit toujours bien sa nourriture. Les yeux furent fréquemment examinés et on n'y trouva qu'un peu d'hyperémie qui ne dépassait cependant pas trop les limites physiologiques; le phosphore fut donné et de larges doses d'iodure de potassium furent de nouveau essayées; elles amenèrent des lueurs d'amélioration pendant quelques jours; elles furent de courte durée. Le biiodure de mercure fut donné à doses plus élevées, mais on ne put provoquer le moindre amendement des symptômes. On essaya des onctions mercurielles, après quelques jours de mieux, le 17 janvier elle fut prise soudain de convulsions qui continuèrent avec des intermittences pendant vingt-six jours, au bout desquels elle mourut.

Autopsie, jeudi 19 janvier 1874. — A l'ouverture du crâne, dure mère normale, pas d'adhérence; la section de la dure-mère donne lieu à l'écoulement d'un liquide limpide, surabondant, recouvrant les circonvolutions; méninges quelque peu opaques; vers la terminaison de la scissure de Sylvius du côté droit, deux des petites artères qui en sortent étaient vides; elles présentaient de nombreuses petites taches blanches sur leurs parois; la même disposition, mais moins marquée, se voyait à gauche; beaucoup de liquide à la base; les artères de cette région, surtout la basilaire, furent complètement examinées; on trouva des taches blanches sur la basilaire; on disséqua complètement les artères et elles parurent moins épaisses, moins dures, moins rigides que dans l'athérome; leur calibre ne présentait pas de grandes irrégularités; les artères pointillées passaient obliquement sous la surface de l'hémisphère droit du cervelet; les membranes se laissaient facilement dilacérer; il n'y avait pas de changement autour des pédoncules. Dans la scissure droite de Sylvius on ne trouve rien en dehors de ce que nous avons décrit plus haut. A droite, quand la moitié de l'artère cérébrale eut été suivie jusqu'à l'extrémité de la scissure juste à son émergence, on la trouva entourée par une petite masse de substance jaunâtre dure ; elle était obturée. Trois branches extérieures étaient vides : de ces trois, deux se rendaient obliquement en haut et en arrière, l'autre en arrière et en bas ; pas de changement de volume au niveau de la scissure de Sylvius : les circonvolutions de l'extrémité postérieure de la scissure de Sylvius étaient petites, déprimées, molles, présentant des changements de coloration, mais pas d'un jaune distinct. Les circonvolutions ramollies n'occupaient pas le lobe sphénoïdal entier, mais commençaient derrière l'extrémité inférieure de la deuxième circonvolution pariétale ascendante parfaitement saine ; elles englobaient le lobule qui est au-dessus du bord, plus la circonvolution angulaire et les circonvolutions inférieures y attenantes. Le lobe occipital était sain ; à la coupe, les parties sous-jacentes parurent ramollies ; on y trouva deux cavités de forme très-irrégulière renfermant une petite quantité de liquide trouble. Chacune d'elles offrait le volume d'une noisette. Le ramollissement n'atteignait pas la surface de la scissure de Sylvius, mais pénétrait très-près du ventricule, il n'atteignait ni la scissure de Sylvius ni le lobe occipital. Sur la surface du corps strié ventriculaire se trouvait une petite dépression avec une tache jaune. Elle était molle et à la coupe on trouva une petite cavité de la grosseur d'un pois, limitée par la portion (intra-ventriculaire) du corps strié, fermée à la surface près du bord inférieur, mais seulement à environ moitié de sa longueur ; on rencontra une petite cavité de la grosseur d'un pois dans le thalamus à sa partie moyenne sur sa face supérieure. L'hémisphère gauche était normal, mais la partie intraventriculaire du corps strié était déprimée, ramollie dans une plus grande étendue que la droite d'environ la valeur d'une pièce de 6 pences ; sous l'épendyme l'on trouva une cavité remplie d'un liquide trouble ; son extrémité postérieure était près de la moitié de la longueur du corps strié ; le cervelet, le pont de Varole et la moelle étaient normaux ; le cœur hypertrophié, les valvules mitrales et aortiques étaient athéromateuses ; plaques athéromateuses en grand nombre dans l'aorte ; les poumons étaient sains ; le foie, augmenté de volume, offrait une dépression à sa surface près de son bord antérieur ; plusieurs taches d'une couleur jaune pâle qui s'étendaient à une petite profondeur ; rate énorme ; les reins étaient granuleux et très-petits ; la substance cervicale était légèrement affectée ; les ovaires considérables. Petite tumeur dans l'épaisseur de l'utérus ; longueur anormale des trompes de Fallope.

Observation II (1).

Caroline M., âgée de 38 ans, a eu la syphilis il y a cinq ans. Depuis cette époque elle a eu plusieurs manifestations syphilitiques. Cinq semaines avant son admission, elle eut d'abord un violent mal de tête, puis une attaque d'apoplexie avec impuissance du côté gauche; trois semaines plus tard, elle avait une seconde attaque. Au moment de son admission à l'hôpital, perte de connaissance, dont il est difficile de la tirer. Hémiplégie gauche, paralysie de la face du même côté, la pupille gauche est dilatée; éruption cuivrée de la face; ecthyma sur les membres inférieurs.

Autopsie. Les vaisseaux du cerveau étaient manifestement malades; ce n'était pas de l'athérome ordinaire ou des plaques dures, comprenant une grande portion ou la circonférence entière de l'artère, mais un grand nombre de grains durs, ronds, qui s'étaient développés dans les tuniques, faisant saillie comme des tubercules à l'intérieur et à l'extérieur des vaisseaux. Ils lui donnaient un calibre inégal : diminution notable du calibre en certains points; cela était très-manifeste sur les gros troncs de la vertébrale et de la carotide, mais bien plus marqué sur leurs branches. On n'y trouvait pas de caillots, et l'affection n'était pas plus manifeste en un point qu'en un autre.

L'auteur fait précéder cette observation des faits suivants :

« Si par hasard, chez une jeune personne affectée de syphilis, et chez laquelle on ne reconnaît nullement les signes ordinaires d'une affection des vaisseaux, on trouve une altération très-marquée dans leur structure, on a le droit d'admettre une grande relation entre cet état des vaisseaux et celui dont est affecté le malade. Comme de telles considérations pourraient paraître équivoques, je m'y arrêterai un instant.

« Je pourrais aussi citer l'observation de cette prostituée entachée de syphilis qui avait un anévrysme de la cavité abdominale, forme d'affection vraiment très-rare chez une jeune femme; il en est de même pour d'autres cas de maladies cérébrales, dont j'ai été témoin, survenus chez de jeunes sujets affectés de syphilis et dues à des affections des vaisseaux; il en est d'autres où la terminaison n'a pas été mortelle et dans lesquels les symptômes faisaient bien plus songer à un ramollissement qu'à des dépôts inflammatoires dont je vais parler.

(1) Wilks. Guy's Hospital Rep., 1863.

« S'il est vrai que les vaisseaux sont susceptibles d'être atteints par l'affection syphilitique, il faudra établir que l'altération n'est pas de nature athéromateuse, mais a plutôt le caractère fibreux, ce qui doit amener un épaississement de la tunique des vaisseaux et une diminution proportionnelle de leur calibre. Puis vient l'observation.

Observation III. (Lancereaux, Traité de la syphilis.)

Un jeune homme de 25 ans, depuis 5 mois en traitement d'une éruption syphilitique qu'il ne pouvait guérir, succomba rapidement après avoir présenté des phénomènes d'encéphalite. A l'autopsie, nous constatâmes, en même temps que des tumeurs de petit volume, l'existence d'une encéphalite partielle et une oblitération presque complète des deux carotides internes à leur terminaison. Les parois altérielles lésées étaient le siége d'un néoplasme qui les rendait plus épaisses et rétrécissait leur calibre. Il ne s'agissait pas, dans ce cas, d'une lésion athéromateuse, mais d'un produit constitué par des noyaux arrondis et quelques cellules de tissu conjonctif.

Observation IV. (Lancereaux, *in loco citato.*)

La femme G., âgée de 45 ans, entrée à la Pitié le 24 juillet 1860. Cette malade nie tout antécédent syphilitique, et raconte qu'il y a dix ans, elle fut atteinte de douleurs violentes dans le côté droit du corps et plus particulièrement dans la jambe droite. Ces douleurs, qui semblaient suivre les trajets des nerfs sciatique et crural, n'étaient pas continues ; elles se faisaient sentir quelquefois le jour, mais souvent la nuit, en même temps qu'une douleur violente à la base du crâne ; il y avait de l'insomnie : cet état dura environ cinq ans. Pendant ce temps, la malade fut traitée par plusieurs médecins qui épuisèrent les moyens généralement employés contre les névralgies. Valleix, qui lui fit sur les cuisses des cautérisations profondes dont on doit voir les traces, la montrait comme un curieux exemple de névralgie rebelle. M. Marrotte, dans le service duquel elle se trouva placée plus tard, fut conduit à recourir à l'emploi de l'iodure de potassium. La malade n'en avait pas pris depuis plus de huit jours que les douleurs avaient disparu, que le sommeil était revenu, au point qu'elle dormait presque constamment, même durant les visites des médecins et des étrangers. Le traitement ne put être continué plus longtemps. La malade voulut quitter l'hôpital ; mais depuis lors, de nouvelles douleurs reparurent, presque tous les mois, et cédèrent toujours rapidement à l'usage de l'iodure de potassium. Au dire de la malade, ces douleurs disparaissaient quelquefois dès le lendemain de l'emploi du médicament.

Etat actuel. 31 juillet. Maigreur, peau sèche, écailleuse ; embarras de la parole datant de la fin de janvier ; stupidité du visage, pleurs faciles, mémoire faible, intelligence encore nette ; faiblesse musculaire dans le côté droit, les membres ont de la peine à être soulevés et à exécuter leurs mouvements habituels. La sensibilité est conservée ; céphalalgie, insomnie, étourdissements, vertiges, intégrité de chacun des sens ; iodure de potassium, 1,50 centig.

Le médicament est continué pendant huit jours, et les accidents disparaissent en grande partie ; une diarrhée abondante étant survenue, on se trouve dans la nécessité de le cesser. Trois semaines plus tard, survient, en quelques jours, une hémiplégie complète du côté gauche. Les sphincters se paralysent, les pleurs deviennent presque continuels. La malade répond à peine aux questions ; à chaque parole qu'on lui adresse, elle se met à pleurer en jetant des cris et en faisant des contorsions caractéristiques bien propres à faire supposer un ramollissement général ; elle accuse une douleur intense avec exacerbation nocturne, localisée à la partie postérieure droite de la tête, de l'insomnie, des vertiges, de la faiblesse. Presque toujours étendue sur le dos, sans force et sans volonté, elle présente tous les caractères d'un état cachectique avancé.

Le 8 septembre, on essaye de donner 30 grammes de sirop d'iodure de fer, et, sous l'influence de ce médicament, continué pendant cinq jours, le malade se trouve mieux, la diarrhée disparaît.

Le 15, l'iodure de potassium est repris à la dose de 1 gramme ; quelques jours plus tard, on porte la dose à 1,50, puis à 2, à 3 grammes, avec 15 grammes de sirop de morphine. La malade peut le supporter ; l'appétit revient, et bientôt les accidents de paralysie diminuent.

Le 25, le bras est soulevé au niveau de la tête, la jambe se meut avec plus de facilité ; la tendance à pleurer n'existe plus ; la douleur de tête, l'insomnie, les vertiges ont presque entièrement disparu ; l'amélioration continue les jours suivants.

Le 1er octobre, le médicament est donné à la dose de 1 gramme puis supprimé le 10. A cette époque, la malade conserve une faiblesse générale, un peu plus prononcée toutefois du côté gauche ;

néanmoins, elle peut se lever et marcher dans la salle, non pas, il
est vrai, sans faire quelques chutes. Quelques jours plus tard, perte
de connaissance. Vers le 8 octobre, elle accuse de nouveau une
céphalée occipitale, des étourdissements, des vertiges, de l'insomnie; la tendance aux pleurs reparaît. Le 20, on reprend l'iodure
de potassium à la dose de 1 gramme. Le 30, il y a un mieux déjà
appréciable. Le médicament n'est plus continué à partir du mois
de janvier, et bientôt reparaissent la faiblesse des membres, la céphalée; la malade passe à la Salpêtrière. Durant son séjour dans
cet hospice, elle est placée parmi les incurables et ne reçoit plus
aucun soin médical. La faiblesse musculaire augmente, principalement aux membres inférieurs qui se paralysent presque entièrement; les matières fécales et les urines ne sont plus retenues; la
sensibilité devient obtuse, la moindre émotion provoque le rire
ou les pleurs, il y a souvent de la céphalalgie; la mémoire se perd
en grande partie, la parole s'embarrasse. Toutefois les facultés in-
tellectuelles permettent à la malade de connaître, jusqu'au moment
de la mort, les personnes qui l'environnent. La cachexie se prononce de plus en plus; la peau est jaunâtre et terreuse; il survient
de l'œdème et une diarrhée abondante qui, en même temps qu'une
fâcheuse habitude, depuis longtemps contractée par cette malade,
contribue à amener la mort; celle-ci a lieu le 18 septembre 1861.

Autopsie, trente-six heures après la mort. Température moyenne,
coloration verdâtre des parois abdominales et d'une partie du
tronc, absence de raideur cadavérique; les membres inférieurs
sont très-fortement œdématiés; aucune trace de cicatrice sur le
corps; sillons longitudinaux marqués sur les ongles.

Tête. Les cheveux sont abondants, le cuir chevelu se décolle facilement; la commissure labiale est légèrement déviée, les os du crâne
sont hypertrophiés, leur épaisseur est plus que doublée; ils éclatent
sous le marteau, mais il faut que la force qui tend à les briser soit
considérable. Une sérosité limpide et abondante s'écoule aussitôt
après l'enlèvement du crâne; les vaisseaux veineux des méninges
sont dilatés et gorgés de sang noir; quelques plaques laiteuses de
peu d'étendue se remarquent à la surface de l'arachnoïde, du côté
gauche; la dure-mère, du côté droit, est piquetée de sang et tapis-
sée dans une petite étendue d'une néo-membrane très-mince et
transparente. La substance cérébrale est partout plus molle qu'à
l'état normal; la substance corticale est un peu jaunâtre. Les ven-
tricules latéraux sont dilatés et renferment un liquide troublé; ce
même liquide se retrouve dans le ventricule de la cloison. La qua-

trième ventricule est relativement moins dilaté que les précédents ; absence de granulations à la face inférieure de ce ventricule ; diploé plasmatique jaunâtre, au niveau de la fente cérébrale de Bichat, derrière la glande pinéale ; adhérence de la lyre à l'isthme de l'encéphale. La substance grise du cerveau paraît intacte, à part la coloration.

Le cerveau est coupé par tranches minces à l'aide de sections horizontales, et l'on remarque plus particulièrement dans la substance blanche, à une faible distance de la substance grise, des taches ou mieux des foyers jaunâtres, ayant environ 0,01 d'étendue, constitués par de nombreuses granulations, pour la plupart graisseuses, des noyaux et des cellules granuleuses, et une matière amorphe et grenue ; ces foyers sont distribués également dans les deux hémisphères cérébraux, A la surface du corps strié droit existe une plaque jaune ayant 0,02 environ de diamètre, légèrement saillante ; ramollie à ce niveau, la substance cérébrale forme une sorte de magma blanc jaunâtre, et à la section du corps strié et de la couche optique du même côté, on aperçoit, par place, une coloration d'un jaune verdâtre. Le corps strié, du côté opposé, est le siége d'un foyer d'une étendue moindre que celle des foyers jaunes, mais comme ces derniers, à peu près uniquement constitué par des granulations moléculaires et graisseuses abondantes, et aussi par des globules granuleux ; nulle part il n'existe de traces d'hématine. En plusieurs points de la substance grise et de la substance blanche, on rencontre des amas de granules graisseux ; c'est principalement sur le trajet des vaisseaux que ces granulations sont nombreuses. Coloration jaune et diminution de consistance de quelques circonvolutions cérébelleuses. Corps pituitaires volumineux, ferme, jaunâtre ; absence d'altération à l'origine des nerfs craniens. Sérosité abondante dans le rachis ; la moelle n'est pas examinée ; quelques vertèbres lombaires sont le siége d'hyperostoses.

Thorax. — Liquide trouble dans les plèvres ; adhérences membraneuses des poumons à la partie thoracique. Sommets sains ; induration de quelques lobules à la base du poumon droit (partie antérieure), et dilatation des bronches correspondantes ; on trouve à ce niveau du tissu fibreux et des éléments plasmatiques. Le cœur est mou et graisseux.

Abdomen. — Foie d'un petit volume, légèrement granuleux à sa surface ; taches laiteuses au niveau de la capsule de Glisson, sillons cicatriciels multiples à la surface de cet organe ; peu nombreuses sur le lobe droit, si ce n'est vers son bord inférieur, les cicatrices sont beaucoup plus abondantes sur le petit lobe et surtout au voisinage du ligament suspenseur; elles ont une direction horizontale ou verticale; elles forment des sillons plus ou moins profonds, dont les lèvres sont ordinairement réunies à l'aide de tractus celluleux. Le parenchyme hépatique résiste légèrement à la coupe; il crie sous le scalpel, le tissu fibreux y paraît plus abondant qu'à l'état normal; un grand nombre de cellules hépatiques renferment des granulations graisseuses.

La rate crie sous le scalpel; elle est volumineuse, ferme, résistante. Les ganglions prévertébraux sont, pour la plupart, augmentés de volume : à la coupe, ils offrent une coloration blanchâtre, une consistance médullaire. Le corps thyroïde est hypertrophié.

Les reins sont volumineux : la tunique fibreuse est opaque et difficile à décoller; la surface extérieure de ces organes est granuleuse, ou plutôt parsemée d'un grand nombre de petites dépressions qui les rendent fort irrégulières. A la coupe, la substance corticale offre une coloration jaunâtre prononcée : la substance médullaire est brunâtre. Les corpuscules de Malpighi, sont, les uns, volumineux, les autres, plus petits et circonscrits par la trame conjonctive épaissie; à l'intérieur des canalicules, il existe de nombreuses granulations et des cellules épithéliales détruites.

La muqueuse vésicale est brunâtre, épaissie; les trompes de l'utérus, les ovaires sont atrophiés, fibreux; leur tunique est blanchâtre, épaisse et résistante. Estomac et intestins sains.

Les veines des membres, les sinus cérébraux et l'artère pulmonaire sont libres. L'aorte est le siége de quelques plaques jaunes au niveau de sa courbure supérieure; l'artère carotide interne gauche est en partie oblitérée au niveau du sinus caverneux, par une membrane qui se termine en pointe et adhère intimement à la paroi de ce vaisseau. Cette membrane, constituée par des noyaux et des cellules de tissu conjonctif plus ou moins altérées, offre, sur quelques points une coloration rouillée qui tient à la présence de nombreux grains d'hématine et à des cristaux d'hématoïdine. La paroi de l'artère n'est pas athéromateuse en ce point. Dans la carotide droite existe un coagulum qui, adhérent à ses deux extrémités, n'obstrue qu'une faible portion de la lumière du vaisseau : il est composé de fibrine, de noyaux et de cellules de tissu conjonctif.

Observation V. (Due à l'obligeance de M. le professeur Lancereaux.) —
Syphilis. Hémiplégie gauche.

M. X..., âgé de 35 ans, a eu en novembre 1870 un chancre syphilitique. Au commencement d'avril, éruption généralisée, plaques muqueuses, récidive en septembre. Au printemps de 1870, éruption circonscrite aux jambes, caractérisée par de larges croûtes imbriquées qui ont laissé des cicatrices de l'étendue d'une pièce de 1 à 2 francs, cicatrices colorées et profondes (rupia syphilitique.) En même temps, douleurs ostéocopes qui se continuent avec des intermittences jusqu'à la fin de 1873. Un traitement spécifique est administré pour combattre cette seconde éruption.

Le 11 mai 1874, ce malade, atteint de maux de tête depuis quelques jours, sortit pour se rendre à son travail, lorsqu'il fut pris de vomissements, se sentit étourdi, mal à l'aise. C'est alors qu'il essaya de rentrer chez lui, mais avant de monter son escalier, il fut pris de vertiges et eut une espèce de lipothymie.

Aidé d'une autre personne il parvint à se coucher, n'ayant que faiblement sa connaissance. Un médecin que l'on alla chercher et qui arriva deux ou trois heures après le début des accidents le trouva complètement paralysé du mouvement dans le côté gauche. — Traitement spécifique.

Un mois environ après cette hémiplégie, le mouvement revient dans le bras : quatre mois plus tard le malade peut marcher avec l'aide d'une autre personne. A ce moment survient une attaque convulsive, épileptiforme qui se répète deux mois plus tard et ensuite une fois environ chaque mois deux attaques eurent lieu, une seule fois le même jour. A partir de 1875 ces attaques tendent à diminuer de fréquence et d'intensité. Le malade a presque toujours été soumis à l'action d'un traitement mercuriel et ioduré.

En août 1875 le bras paralysé est douloureux : il peut être soulevé sous l'influence de la volonté, mais les doigts restent immobiles, le malade peut marcher en fauchant. L'intelligence est normale. — Frictions mercurielles; bromure de potassium.

Observation VI. (Due aux bons soins de M. Bazy, externe des hôpitaux.) Syphilis. Hémiplégie gauche complète. — Hôpital de Lourcine, salle Saint-Clément, n. 20, service de M. Lancereaux.

L. K..., mariée, piqueuse de bottines, 25 ans, née à Eperon (Calvados). Entrée le 11 février 1875.

Pas d'antécédents héréditaires, bonne santé jusqu'à l'époque de son mariage (la malade avait alors 19 ans). Quatre mois après, apparition de plaques muqueuses aux parties génitales et à la gorge: quelques plaques cutanées sur la face (aile du nez, sourcils). Dit n'avoir pas eu d'autres accidents. Depuis l'âge de 20 ans affirme n'avoir pas eu de manifestations syphilitiques apparentes.

Quatre grossesses : le premier accouchement à six mois : deuxième avortement à cinq mois; troisième à sept mois; quatrième à huit mois et demi. Le dernier avortement a eu lieu en juin 1871.

Elle est traitée pendant six semaines par la liqueur de Van Swieten, les bains sulfuréux et l'iodure de potassium à la dose d'un gramme par jour dans le service de M. Bazin à l'hôpital Saint-Louis où elle est restée environ six semaines.

Bonne santé jusqu'au 15 octobre 1873; à cette époque elle fut prise d'une violente céphalalgie frontale ayant duré trois jours et l'ayant empêchée de travailler ; à un moment donné la malade qu s'étaït levée pour travailler éprouve une sensation de froid très-vif dans toute la partie gauche du corps ; elle veut faire du feu, tombe sans connaissance au milieu de son appartement; la perte de connaissance aurait duré dix heures d'après une personne qui était restée auprès d'elle.

Le lendemaiñ elle était paralysée de tout le côté gauche et sa bouche était fortement déviée à droite. A partir de ce moment troubles de la vue ayant duré environ six semaines; l'embarras de la parole a persisté plus longtemps; la bouche est restée déviée pendant cinq ou six mois.

Elle rentre dans le service de M. Empis le lendemain de son attaque; traitement par la liqueur de Van Swieten et l'iodure de potassium; durée du traitement deux mois et demi. Au bout de cinq ou six semaines, elle peut imprimer quelques mouvements à sa jambe; deux mois après sa paralysie elle peut remuer le bras : quatre mois après, quelques contractures du côté gauche plus marquées dans le bras que dans la jambe.

Pas de troubles de la sensibilité.

Elle quitte le service de M. Empis et reste sans traitement pendant huit mois; elle reprend alors le même traitement, auquel on ajoute des bains de sublimé, et le continue pendant six mois.

Etat actuel. — Intelligence d'une lucidité remarquable, embonpoint très-marqué. La malade répond toujours en souriant aux questions qui lui sont posées. Elle ne rit ainsi que depuis son at-

Rabot.   3

taque. Contractures des deux membres à gauche. Ces contractures auraient beaucoup diminué d'après la malade ; aujourd'hui elles sont très-faibles. L'avant-bras est à demi fléchi sur le bras, la main en pronation est légèrement fléchie sur l'avant-bras. Les doigts sont aussi fléchis, le pouce en dedans.

Le membre inférieur est dans l'extension, les orteils légèrement fléchis. Très-légère atrophie du membre supérieur ; un peu de diminution du mollet gauche.

Quand la malade essaye de remuer son bras (ce qu'elle fait en élevant le moignon de l'épaule) ou sa jambe, le membre est agité de légers mouvements convulsifs plus marqués au pied qu'à la main, qui diminuent progressivement et cessent au bout de deux ou trois secondes de durée. A la main on peut les déterminer par la pression des métacarpes. La même chose se présente quand on fléchit le pied sur la jambe.

Diminution de la force des muscles masticateurs. La langue est libre, pas de troubles de la sensibilité tactile, pas de troubles du côté des organes des sens.

Rien au cœur. Les cavités thoraciques et abdominales ne présentent rien à noter. — Traitement : frictions mercurielles.

3. Les mouvements convulsifs ont disparu au membre inférieur. Ils persistent dans le membre supérieur. La malade accuse de vives douleurs dans le bras.

OBSERVATION VII. (Extraite de Brit. med. journal, — août 1873, M. Jackson.)

Un gentlemann, 38 ans, bonne santé apparente, se présente en juillet 1867 pour une paralysie récente (14 juillet) de la région animée par la portion du nerf facial gauche, et un peu de faiblesse de l'ouïe datant de peu de jours. Un peu de paralysie de la jambe qui avait débuté en avril 1867.

Guérison rapide de tous ces symptômes par l'iodure de potassium ; la malade cesse la médication. Depuis un voyage aux grandes Indes il avait fréquemment des frissons.

Il avait eu la syphilis il y a quinze ans. Il resta bien portant jusqu'au 2 mars 1868 ; hémiplégie gauche. Il ne voulut prendre d'autres médicaments que des apéritifs. Au bout d'une semaine guérison complète en apparence.

Le 24 mars il fut frappé d'apoplexie et eut cette fois une hémiplégie droite ; il meurt le lendemain.

Autopsie. — Ramollissement du corps strié. Chaque moitié des artères cérébrales était affectée de syphilis. On trouva une thrombose dans chacune d'elles au niveau des parties malades, vers les deux points du ramollissement, expliquant les deux attaques d'hémiplégie décrites plus haut.

Discussion.— La succession des symptômes, dans ce cas, semble bien appartenir à la syphilis. Ce cas montre un des nombreux moyens indirects par lesquels la syphilis provoque des phénomènes nerveux. L'hémiplégie, en pareil cas, était due à un ramollissement du corps strié résultant de l'influence de la thrombose d'origine syphilitique. C'est là un des modes d'agir de la syphilis. Cela montre aussi qu'une hémiplégie peut guérir en apparence sans disparition des désordres qui l'ont provoquée. De plus, on voit que l'iodure de potassium est impuissant contre les lésions anciennes, cérébrales, syphilitiques.

OBSERVATION VIII. (Extraite de The journal of Mental Science, July 1874. Communication faite par M. J.-H. Jackson.)

Un soldat âgé de 30 ans avait été envoyé à l'hospice des épileptiques et des paralytiques par le Dr Joffrey Marston en octobre 67. Paralysie complète de la troisième paire des deux côtés depuis cinq mois. Début brusque. Pas de troubles de la vue. Le malade nie tout antécédent syphilitique; il avait reçu quelques coups sur la tête avant sa paralysie et c'est à ce traumatisme qu'il attribuait son affection. Le traitement par l'iodure de potassium, donne une légère amélioration qui ne se maintient pas, la paralysie devient aussi complète que par le passé.

Le 23 septembre. Deux attaques convulsives avec perte de connaissance.

Le 5 janvier. Hémiplégie droite, la face est paralysée du même côté; faible diminution de la sensibilité. Pas de troubles de la parole, pas d'attaques convulsives. Hébétude. Troubles psychiques. Le malade répond cependant bien aux questions qui lui sont posées; il ne reconnaît plus sa femme.

Le 7 avril. Paralysie complète du côté gauche, déviation de la bouche à droite; accès convulsifs; perte de la parole, conservation de l'intelligence. Les deux pupilles dilatées se contractent légèrement avant la mort qui survient le 11 avril.

Autopsie. — Deux petits nodules blanc jaunâtre dans le testicule gauche. Dans le foie quelques cicatrices ridées ; pas de syphilis bien évidente dans cet organe.

Examen du cerveau et des artères d'avant en arrière. — L'artère vertébrale droite est saine jusqu'à environ un quart de pouce du point où elle s'unit à son homologue pour former la basilaire ; à ce niveau elle présente une augmentation d'environ trois fois son diamètre ; cette augmentation se fait quelque peu remarquer sur la basilaire. La vertébrale gauche était aussi épaissie. Le tronc de l'artère cérébelleuse antérieure gauche était en arrière parallèle au tronc de la vertébrale et était unie à ce tronc et au nerf de la neuvième paire par une matière gommeuse. Le cinquième antérieur de la basilaire était bosselé, çà et là, et à sa division elle était épaissie, affaissée et blanchâtre. Les deux artères cérébrales postérieures, les cérébelleuses supérieures et la troisième paire nerveuse étaient unies les unes aux autres par une matière gommeuse jaunâtre très-friable. Dans la communicante postérieure on trouvait trois petites nodosités. Dans l'arachnoïde, vers l'extrémité interne de la scissure de Sylvius, on voyait une masse jaunâtre de la grosseur d'une féverole. L'artère cérébrale moyenne droite était augmentée de volume et remplie de nodosité ; son tronc et ses principales branches étaient dures et reliées ensemble. A la coupe on ne trouve pas de caillot. L'artère cérébrale moyenne gauche était très-épaissie, mais perméable. Quelques nodosités disséminées sur ses branches. Oblitération des deux artères cérébrales épaissies.

Léger ramollissement dans la scissure de Sylvius, de la partie inférieure du corps strié à droite ; à gauche, même état dans la partie inférieure et externe. Léger affaissement du calamus scriptorius.

SYMPTOMATOLOGIE.

Nous allons essayer de tracer un tableau rapide des symptômes que l'on trouve à la suite des altérations artérielles syphilitiques. Il est inutile d'insister pour faire comprendre que ces symptômes diffèrent fort peu du ramollissement, ne reconnaissant pas la syphilis pour origine. Il est cependant quelques symptômes qui permettent d'établir une différence assez notable. Nous

avons cherché à tracer cette esquisse d'après des observations où l'autopsie a montré des altérations artérielles
primitives, la présence de tumeur donnant à la marche de l'affection un autre caractère.

La possibilité de diagnostiquer le ramollissement
cérébral par altérations des artères d'origine syphilitique est admise par MM. Heubner, Hughlings Jackson
et Lancereaux. M. Jackson a insisté sur ce sujet et a
montré que son diagnostic avait été confirmé par l'autopsie.

Si d'après M. Durand-Fardel il faut rejeter la période prodromique admise par Boston dans le ramollissement cérébral où la syphilis ne prend aucune part, il
n'en est plus de même dans le cas dont nous nous occu-
pons. Ici cette période prodromique ne fait à peu près
jamais défaut. Jamais ou presque jamais le malade
n'est frappé subitement, il n'est pas même nécessaire
d'insister pour arriver à lui faire décrire cette période
prodromique, car tous parlent avec insistance de la céphalalgie qui a précédé l'attaque. Cette céphalalgie est
très-vive : affectant tantôt un côté de la région frontale,
tantôt un autre, très-rarement la région occipitale, jamais la région temporale, elle est presque toujours
fixée à toute la région frontale : elle ne permet plus
au malade de se livrer à ses occupations, il est abattu,
presque attéré ; tout mouvement lui devient pénible, et
augmente sa douleur. Il n'est pas rare de la voir survenir pendant la nuit, surtout vers le matin et elle offre
cette particularité d'être si intense qu'elle réveille le
malade et ne lui permet plus de se rendormir. D'autres
fois elle survient dans la journée et va toujours croissant ; elle est accompagnée de troubles de la vue, le

patient note une diminution de l'acuité visuelle, ou bien il ne voit plus les objets qu'à travers d'épaisses vapeurs. Avec cette céphalalgie se manifestent quelques changements dans les fonctions psychiques; il existe quelques troubles de la mémoire qui est lente, une apathie très-marquée, le malade est indifférent à ce qui se passe autour de lui, il a des rêvasseries pénibles; d'autres fois au contraire il est en proie à une surexcitation très-vive. L'on observe aussi du vertige, ce symptôme est assez fréquent; quant aux vomissements ils n'apparaissent que très-rarement.

Les phénomènes sont très-variables quant à leur durée et à leur intensité, ils peuvent durer plusieurs jours et au bout de ce temps tout rentre dans l'ordre, le patient ne [conserve plus que le souvenir de ce qui s'est passé. Dans ces cas, quelque temps après, l'on verra ces symptômes reparaître et bientôt à eux viendra se joindre une première attaque de paralysie.

Mais le plus souvent il n'en est pas ainsi. Quelques heures ou quelques jours après le [début de cette vive céphalalgie, on voit une attaque apoplectique le plus souvent accompagnée d'hémiplégie.

Si nous avons tant insisté sur cette céphalalgie, c'est que nous la considérons comme un symptôme d'une très-grande valeur. C'est le signe précurseur de la catastrophe qui va se montrer. Elle résulte du défaut d'irrigation du cerveau. C'est elle qui annonce que la circulation ne se fait plus avec facilité. Elle est la conséquence de la diminution de calibre du vaisseau, diminution qui va aller en augmentant et fera complètement disparaître sa lumière.

Le plus souvent, nous l'avons dit, la confirmation de

l'état ischémique est donnée par une attaque d'apoplexie à laquelle vient toujours se joindre une paralysie
plus ou moins marquée, et qui n'est parfois que passagère.

Rien n'est variable comme cette paralysie. Tantôt elle
n'affecte qu'un membre, le membre supérieur, tantôt
elle affecte tout un côté comprenant même la face : parfois elle est brusque, d'autres fois graduelle : frappant
d'abord le bras, elle va gagner le membre inférieur.
Il en est de même de sa durée, il est des cas dans lesquels on la voit disparaître au bout de quelques jours ;
le plus souvent pourtant elle persiste et le malade ne
peut jamais arriver à reprendre complètement l'usage
du membre paralysé.

Quant à la perte de connaissance qui accompagne
l'hémiplégie elle n'est pas toujours constante ; il est
même des cas où elle ne se montre pas ; le malade assiste
pour ainsi dire à l'invasion de sa paralysie ; il sent un
certain engourdissement du côté paralysé, il éprouve
en même temps une sensation de froid très-manifeste,
veut se lever, marcher, espérant ainsi sortir de cet état
et tombe tout à coup. Le plus fréquemment même
la perte de connaissance fait défaut. Lorsqu'elle existe
il est fréquent de la voir accompagnée de coma.

Avec l'hémiplégie il est fréquent de voir survenir des
contractions ; elles ne tardent pas à apparaître : ainsi
dans l'observation I, nous les voyons apparaître cinq
minutes après l'hémiplégie ; mais généralement elles
sont de très-courte durée.

Les troubles de la sensibilité sont très-rares, le plus
souvent c'est une diminution de cette faculté, on ne
voit jamais survenir de l'hyperesthésie, on y trouve le

plus souvent un peu de parésie : exagération des mouvements réflexes.

Les nerfs de sensibilité spéciale sont aussi très-rarement affectés ; dans les cas où nous voyons l'affection
présenter à son début une paralysie d'un des nerfs mo-
teurs de l'œil, on a beaucoup de chance de trouver
à l'autopsie une tumeur avoisinant le nerf affecté et
coïncidant avec une des lésions artérielles. A ce propos
nous signalerons une particularité sur laquelle insiste
M. Hughlings Jackson et qu'avait déjà noté M. Hutchin-
son : c'est qu'un des caractères de la syphilis tertiaire
est le défaut d'asymétrie.

Ainsi donc comme période prodromique nous avons
la céphalalgie ; comme période d'état l'hémiplégie et
l'attaque apoplectique offrant toutes les variétés pos-
sibles.

Il nous reste encore à dire un mot de l'aphasie qui
accompagne l'hémiplégie. Elle peut encore être complète ou bien ne porter que sur certains mots. A cette
période est-ce bien de l'aphasie ; y a-t-il réellement
perte complète de la mémoire ? Nous ne le croyons pas,
c'est bien plutôt une lenteur de l'intelligence qui accompagne l'attaque apoplectique, ce n'est que plus tard,
lorsque le ramollissement de la substance corticale aura
commencé, qu'il y aura abolition de l'usage de la parole.
Cette difficulté de la parole peut bien aussi résulter de
la paralysie complète ou incomplète de la langue.

Un fait intéressant à noter c'est la perte de certaines
facultés que possédaient les malades. Ainsi, dans l'observation I, nous voyons une couturière, ayant conservé à
peu près toute sa force, n'ayant pas de troubles de la
sensibilité, ne pouvoir pas aller enfiler une aiguille,

ne pouvoir plus passer elle-même ses vêtements, être dans l'impossibilité de ranger ses effets ou de relever ses couvertures lorsqu'elles tombent, et se donnant très-bien à manger elle-même.

MARCHE, TERMINAISON.

Si l'attaque apoplectique a été accompagnée de coma, il peut très-bien arriver que le malade reste dans cet état et succombe au bout de quelques jours. Mais le plus souvent ce n'est pas ainsi que les choses se passent. Il est assez fréquent de voir l'hémiplégie s'amender, disparaître, le malade reprendre l'usage de la parole et se rétablir enfin complètement.

Généralement, quelques mois, une année et plus après l'apparition des premiers symptômes, on verra survenir une nouvelle attaque apoplectique avec paralysie affectant les membres qui ont été frappés ou affectant au contraire le côté opposé. Les symptômes n'iront qu'en s'aggravant. La perte de connaissance sera plus complète, le malade ne reprendra pas l'usage de la parole, on verra survenir un délire très-manifeste. C'est assez souvent un délire d'action, le malade se remue autant que le lui permet sa paralysie; s'il peut encore marcher, il se lève, va réveiller ses voisins, mais le plus souvent complètement perclu il est obligé de rester au lit; il se contente alors de se plaindre, de pousser des cris, il insulte les personnes qui le soignent, prononce des paroles qu'il regrettera plus tard d'avoir prononcées. s'il arrive à reprendre possession de lui-même : il cherchera à s'excuser et dira qu'il n'avait plus conscience de ses faits et gestes. Parfois les malades lâchent au lit leurs urines et leurs matières fécales, sans qu'il y ait incontinence, paralysie des sphincters, mais, par conséquence du délire, il y a erreur de lieu.

D'après M. Heubner le délire serait calme, languissant, il donnerait lieu à des réparties très-spirituelles; parfois il y aurait, dit cet auteur, un véritable priapisme; le malade serait en proie à un délire érotique, et jouerait avec ses organes génitaux.

Il est assez fréquent dans ce genre d'affection de trouver des cas d'aliénation mentale. Cet état se montrerait indépendamment des lésions cérébrales, tantôt il les précéderait, tantôt il les suivrait. Sans vouloir l'affirmer nous serions tenté d'admettre un genre de manie particulière à la syphilis, c'est presque toujours de la mélancolie souvent accompagnée de tendance au suicide, ce qui, soit dit en passant, est assez souvent la règle, même dans les cas indépendants de la syphilis.

Il nous reste encore à noter des douleurs unilatérales, se montrant avec une très-grande intensité et inquiétant vivement les malades. Avec ces douleurs l'on trouve encore des contractures.

Enfin à un moment donné, quelquefois à la seconde, à la troisième attaque, la perte de connaissance, l'hémiplégie, l'abolition de l'intelligence ne seront plus susceptibles d'aucune amélioration : le coma sera persistant. On aura un relâchement ou une paralysie des sphincters. Les contractures, les secousses épileptiformes se montreront avec la plus grande intensité, il y aura de la fièvre, fièvre n'offrant pas une marche caractéristique, s'exaspérant le soir sans offrir de rémission bien marquée le matin, le pouls deviendra très-fréquent et enfin le malade succombera.

Il est difficile de fixer au juste la durée de l'affection

qui peut emporter le malade dans une première attaque, au bout de quelques heures, de deux ou trois jours
ou quelquefois ne l'enlèvera que plus tard, six, douze
et dix-huit mois après les premières manifestations.

DIAGNOSTIC.

Un des points les plus intéressants de notre travail
et qui mérite à tous égards de nous arrêter un instant
est sans contredit le diagnostic. Si l'on se reporte par
la pensée au pronostic on comprend sans peine toute
son importance. Un médecin se trouve appelé auprès
d'un patient affecté d'hémiplégie, d'aphasie ayant suc-
cédé à une attaque apoplectiforme, les parents font connaître les antécédents du malade, ils fixent le début de
l'accident primitif, racontent les différents accidents
qui l'ont suivi, ou bien tous les renseignements sont
fournis par le patient, ayant encore la plénitude de son
intelligence et portant souvent des manifestations syphilitiques ayant débuté depuis quelques jours; la première
impression est qu'il est en présence d'une syphilis cérébrale. Mais à quelle manifestation ? Si c'est une simple
gomme, il peut espérer une grande amélioration, une
guérison complète; si c'est le contraire, c'est un ramollissement reconnaissant pour cause une altération
artérielle syphilitique. C'est la mort dans quelques
mois, dans quelques heures peut-être. La gomme et le
ramollissement présentent de grands points de ressemblance : il existe cependant quelques différences qui
permettent de ne pas les confondre.

L'âge du sujet ou de la vérole ne peut tout d'abord

nous être d'aucune utilité : c'est à la même époque, à la période tertiaire que paraissent les deux manifestations.

Un des phénomènes de début le plus constant des tumeurs cérébrales est bien sans contredit l'épilepsie partielle ou hémiplégique. Bien connue aujourd'hui l'étude de l'épilepsie partielle remonte à 1827, et est due à M. Bravais ; plus tard M. Hughlings Jackson, 1870, M. Todd, en France, M. le professeur Charcot ont attiré l'attention sur ce genre de lésions, débutant par la tête ou par la face, puis par un des membres supérieurs, pouvant y rester localisée plus ou moins longtemps. L'épilepsie partielle est à peu près toujours accompagnée d'aura. Le plus souvent c'est le pouce qui est mis dans la flexion, sans que les autres doigts prennent la moindre part à ce mouvement; d'autres fois on a la flexion de tous les doigts, puis flexion du poignet sur la main, de l'avant-bras sur le bras et enfin le membre supérieur est porté derrière le dos, la face tournée du côté en proie à l'attaque. Ce symptôme ne se voit jamais dans le ramollissement cérébral surtout au début, il appartient en propre aux tumeurs cérébrales. Dans le ramollissement ce n'est pas de l'épilepsie, mais une simple exagération des mouvements réflexes se montrant dans le courant de la maladie et dénotant une dégénérescence descendante. Ce symptôme pourrait presque à lui seul servir à établir une différence bien tranchée entre les deux affections : s'il existait dans des cas bien avérés de ramollissement par altération artérielle, on serait en droit d'affirmer la présence des deux lésions.

Les vomissements sont rares dans le ramollissement, et lorsqu'ils existent c'est bien plutôt une simple coïncidence qu'une des manifestations de la lésion. Dans les tumeurs cérébrales, au contraire, les vomissements sont à peu près constants et peuvent être d'une grande utilité pour le diagnostic.

Dans le ramollissement on ne voit que rarement survenir de l'anesthésie, les troubles de la sensibilité sont peu fréquents, un peu de parésie voilà ce que l'on a le plus souvent à noter ; dans les tumeurs, il est de règle d'avoir des troubles du côté de la sensibilité qui, dans ces cas, peut être obtuse, abolie, conservée, exagérée.

Les troubles psychiques sont aussi bien plus fréquents dans les tumeurs cérébrales que dans le ramollissement. Cela est facile à comprendre si l'on songe au résultat de la compression de la substance grise par la néoplasie. Dans le ramollissement le plus souvent c'est une diminution de l'intelligence, de la mémoire qui va graduellement croissant ; il y a une facilité extrême au rire, aux pleurs. Les accès de manie sont bien plus fréquents dans les tumeurs cérébrales ; ici il y a une extrême irritabilité.

L'aphasie offre des caractères bien tranchés. Dans le ramollissement, alors que la troisième circonvolution n'est pas encore affectée, c'est bien plutôt de l'engourdissement de l'intelligence qu'une véritable aphasie, c'est une véritable difficulté pour se mettre en relation avec le monde extérieur. Il n'en est pas de même dans les tumeurs cérébrales. Au milieu du meilleur état de santé, le patient est tout à coup frappé d'aphasie, il a complètement perdu la mémoire des mots, il ne se souvient plus de son propre nom et fait de violents efforts pour parler. Il a conservé toute son intelligence et a parfaitement conscience de la situation dans laquelle il se trouve. Dans son cours de 1875, M. le Dr Fournier cite un cas très-intéressant d'aphasie passagère par tumeur cérébrale probable ; c'est sur le boulevard que le malade est frappé, au moment où il vaque à ses affaires. Pressé de rentrer chez lui, il veut se faire conduire en voiture, mais il ne peut donner son adresse : altercation du cocher ; il est conduit au poste : là, la mémoire lui revient, tout s'explique. Un traitement à l'iodure de potassium fait disparaître à jamais cet état.

La céphalalgie présente de très-grandes différences.

Dans les tumeurs cérébrales le plus souvent la céphalalgie existe du côté de la néoplasie : en certains cas elle peut presque servir à fixer exactement la position qu'elle occupe. Elle peut être rémittente, se montrer très-violente la nuit, et disparaître le jour ; le plus souvent elle n'offrira que de rares rémissions et ira presque toujours croissant : il pourra s'écouler un temps considérable avant que l'on puisse noter des troubles du côté de la sensibilité ou de la motilité. Dans le ramollissement il n'en est pas ainsi ; d'abord au point de vue du siége, jamais nous ne la rencontrons dans la fosse temporale, elle siége presque toujours dans la région frontale. Elle ne précède que de quelques jours l'attaque apoplectique ou hémiplégique, ou dans le cas contraire, elle disparaîtra complètement pour reparaître quelques temps avant l'attaque.

Avec l'épilepsie hémiplégique, on voit quelquefois des attaques choréiformes dans les tumeurs ; jamais la chorée ne se voit dans le ramollissement.

Dans les tumeurs on a des convulsions, dans le ramollissement on a des contractures.

L'hémiplégie subite appartient toujours au ramollissement (Durand-Fardel).

Les troubles du côté des organes des sens sont le
propre des tumeurs, il est fréquent de rencontrer dans
ces cas du ptosis, de l'amblyopie, de l'amaurose (neuro-
rétinite), qu'il est facile de constater à l'ophthalmos-
cope. Les altérations de la vue se montrent d'une façon
subite, il y a parfois une abolition complète de la vue
sans modifications chromatiques, ni diminution con-
centrique du champ visuel.

Enfin elles donnent lieu à des troubles de l'ouïe, une
véritable surdité qui ne se voit que très-rarement dans
le ramollissement.

PRONOSTIC ET TRAITEMENT.

Si nous nous reportons à ce que nous avons dit, en
traitant de l'anatomie pathologique, des affections artérielles syphilitiques, il est facile de comprendre que
le pronostic est très-grave et que le traitement n'offre
malheureusement pas de bien grandes ressources. Lorsqu'on se trouve en présence des premiers phénomènes
d'ischémie, alors que l'on n'a encore qu'une diminution
du calibre de l'artère, peut-être pourrait-on encore avoir
quelque espérance de rendre à l'artère ses propriétés.
Ici c'est une simple hypothèse que nous faisons et nous
nous demandons si une artère affectée de petites gommes disséminées dans ses tuniques pourra jamais re-
devenir aussi élastique, aussi contractile qu'elle l'était
auparavant. Ou plutôt pourra-t-on arriver à faire disparaître même complètement les nodosités dont nous

avons cherché à démontrer l'existence et les caractères.

Il est des cas, rares il est vrai, où le mercure, l'iodure de potassium restent presque sans action sur les lésions syphilitiques : celles que nous rencontrons dans les artères ne sont-elles pas de ce nombre ? Pourra-t-on permettre au sang de venir circuler librement dans ces vaisseaux ; lui sera-t-il possible de nourrir comme autrefois la substance cérébrale ? Quant à la circulation collatérale il n'y faut pas compter.

Si ces gommes peuvent disparaître sous l'influence du traitement, il n'y a pas à en douter on peut espérer d'arracher le malade à la mort qui le menace. Quant à la périartérite que nous avons signalée, elle est encore trop peu connue pour que nous puissions émettre une opinion : les tuniques externe et moyenne sont-elles susceptibles de se débarrasser de cette néo-formation ? Comment disparaîtrait cette dernière ; c'est ce qui nous est impossible de faire connaître. L'endothélium est-il susceptible de revenir à sa constitution première ?

Comme néanmoins on ne doit pas s'avouer vaincu, nous allons chercher à formuler une opinion sur le traitement.

Lorsque chez un sujet atteint de syphilis on voit survenir des accidents cérébraux se rapprochant de ceux que nous avons décrits dans les pages précédentes, si l'on n'a eu affaire qu'à des phénomènes de courte durée, si l'hémiplégie n'a pas enlevé au membre le libre exercice de ses fonctions, on peut espérer que le vaisseau est encore perméable et qu'il est encore possible de donner un libre cours à la circulation. Mais, lorsque plus tard ou même dès le début on aura une hémiplégie persistante, on ne doit plus, alors que l'on a une oblitération

complète de l'artère, rien espérer ; la substance cérébrale se ramollit, sa dégénérescence est plus ou moins
complète et l'issue fatale est certaine. Il n'y a plus
qu'une question de temps.

Comme thérapeutique nous n'avons absolument rien
de nouveau à proposer. Essayer d'obtenir la disparition
de la néoplasie quand il en est encore temps, c'est em-
ployer les frictions mercurielles et l'iodure de potassium. Si les frictions mercurielles ne donnaient pas de
bons résultats, on pourrait essayer le mercure à l'intérieur : mais ce que n'auront pu obtenir les frictions,
pourra-t-il être obtenu par des préparations moins ac-
tives. L'iodure de potassium sera donné à doses croissantes en allant jusqu'à dix, quinze, vingt grammes
par jour, autant que pourra le supporter le malade.

Lorsqu'on jette un coup d'œil sur les observations,
on voit que ces deux médicaments ont donné quelques
résulats, qu'il y a eu une amélioration marquée sous
l'influence de la médication. A notre avis on n'a pas
obtenu un résultat bien notable dans les cas de lésions
primitives, ce n'est que lorsque l'altération reconnaissait pour cause une néoplasie environnant l'artère et
amenant de l'ischémie par compression directe, que l'on
a eu quelques bons résulats ; c'est le cas de dire *sublata
causa, tollitur effectus.* Nous croyons néanmoins que par
une médication très-active, on peut au début conserver
peut-être quelques espérances.

Presque tous les observateurs qui se sont occupés de
cette question ont remarqué le peu d'influence du mercure et de l'iodure de potassium. C'est même ce peu de
résultat qui les a amenés bien souvent à porter le diagnostic de lésions artérielles. Dans les cas où l'on aura

Rabot.   4

cru avoir affaire à une tumeur syphilitique, et où l'on ne verra aucune amélioration amenée par le traitement antisyphilitique, nous engageons vivement tout praticien à bien examiner le malade et à tourner ses investigations vers l'oblitération possible des artères cérébrales.

La saignée, les antiphlogistiques nous n'en parlerons pas : leur action dans le ramollissement est suffisamment connue. Soutenir les forces du malade autant que possible par un régime tonique, faire prendre des viandes saignantes, des vins généreux, le Bordeaux, la Côte-Rôtie ; essayer de calmer les douleurs et les contractures limitées dans les membres paralysées par le bromure de potassium, les injections de morphine, le chloral. Il est inutile de parler de l'électricité ou de la faradisation dans ces paralysies. En un mot, consoler le malade et le voir mourir, tel est le rôle du médecin lorsque la lésion est déjà avancée.

CONCLUSIONS.

La syphilis tertiaire peut agir sur les artères comme sur les autres tissus. Elle donne lieu à la formation de gommes.

Jusqu'ici on ne doit pas admettre l'endartérite.

Nous n'oserions être aussi affirmatif pour la périartérite.

Le résultat de la syphilis tertiaire sur les artères cérébrales, est le ramollissement, ramollissement dont les symptômes diffèrent fort peu de celui qui n'a aucune relation avec la vérole.

Montrer l'existence de quelques unes de ces lésions, rejeter les autres, tel est le but que nous nous sommes proposé et que nous nous sommes efforcé d'atteindre.

Paris. A. Parent, imprimeur de la Faculté de Médecine, rue Mr-le-Prince, 4.